Dieta cetogénica

Olla de Cocción Cetogénica

(Recetas de cocción lenta para la rápida pérdida de peso)

Valentino Merino

Miranda Alonso

<u>**TERMINOS & CONDICIONES**</u>

Ninguna parte de este libro debe ser transmitida o reproducida en ninguna forma, incluyendo de manera electronica, impresa, escaneada, fotocopiada, grabada o mecanica sin un permiso escrito previo por el autor. Toda la información, ideas y lineamientos son unicamente para propositos educacionales. El escritor ha tratado de asegurar la mayor exactitud posible del contenido proporcionado en este libro, se le aconseja a todos los lectores seguir las siguientes instrucciones bajo su propia responsabilidad. El autor no es responsable por cualquier daño fortuito, personal o incluso comercial causado por la mal interpretacion de la informacion facilitada en este libro. Se invita a los lectores a buscar ayuda profesional cuando la necesiten.

INDICE

Libro 1

Dieta cetogénica: Recetas de cocción lenta para la rápida pérdida de peso
Valentino Merino

Capítulo 1

¿A menudo no tienes tiempo para cocinar? ¿Estás ocupado/a todos los días con tu trabajo y aún necesitas cocinar alimentos para tu familia cuando vuelves a casa? ¿Estás harto/a de pasar demasiado tiempo cocinando? ¿Qué pasaría si dijera que podría tener una dieta cetogénica saludable para perder grasa, tener un mejor estado de ánimo, más belleza, estar lleno/a de energía y aún así tener sus recetas favoritas?

La mejor colección de recetas de la dieta cetogénica en olla de cocción lenta, todo está cocinado a la perfección. Di adiós tu grasa para siempre, y adopta los nuevos cambios en tu cuerpo.

Perder peso no tiene que ser un arduo trabajo y con el libro de recetas de cocina lenta cetogénica puedes hacerlo aún más fácilmente, y ¡por si fuera poco reduces las posibilidades de fracaso!

¡Perder peso con la dieta cetogénica es la elección inteligente! Y con la ayuda de la olla de cocción lenta, un método de cocina fácil de usar con el que puedes preparar deliciosas recetas, estarás bien equipado para mejorar tu estilo de vida.

Super Frittata De Salchicha Y Espinaca

Ingredientes:

- Cebolla morada (picada) – 1/4 - 1/2 taza
- Pimienta negra – alrededor de 1 cucharadita
- ¾ taza de espinaca (escurrida, cortada)
- Huevos (batidos) – 7
- Sal marina – alrededor de 1.5 cucharaditas
- Salchicha (cocidas) – 1 taza
- Pimiento rojo (picado) – 1 tazas

Instrucciones:

1. Antes que nada, por favor asegúrate que tienes todos los ingredientes disponibles. Ahora engrasa la olla de cocción lenta y mezcla todos los ingredientes en ella.
2. Finalmente cocina apropiadamente por alrededor de 2 horas en fuego lento. La deliciosa receta esta lista. ¡Disfruta!!

Información Nutricional por Porción:

230 calorías
14 g grasas totales
94 mg 7 g carbohidratos
3.2 g fibras
18 g proteínas

Fácil Feliz Kielbasa Ceto

Ingredientes:

- 1 botella de salsa de barbacoa completamente natural (17 oz)
- Alrededor de 4.5 libras de salchicha kielbasa
- 1 tarra de mermelada de uva sin azucares agregados (8 oz)

Preparación:

1. Antes que nada, asegúrate que tienes todos los ingredientes disponibles. Corta la salchicha en rebanadas de alrededor de una pulgada de ancho.
2. Ahora colócalas en el fondo de la olla de cocción lenta de tal manera que todas tocan el fondo.
3. Este paso es importante. Ajusta la temperatura, colocándola a fuego medio.
4. Luego inmediatamente agrega la salsa barbacoa y la mermelada de uva.
5. Solo una cosa por hacer ahora. Cubre y deja que la kielbasa se cocine apropiadamente por alrededor de 2 horas.
6. ¡Finalmente sirve!

Porciones: de 13 a 14
Tiempo de preparación: 10 minutos
Tiempo de cocción: 3 horas

Valores Nutricionales por Porción
Calorías: 450 kcal
Carbohidratos: 20g
Fibra dietética: 0.3g
Proteínas: 14g
Grasas: 30g
Grasas saturadas: 14g

Pan De Calabacín Tamaño King Con Canela Y

Nueces

Ingredientes:
- Alrededor de 2.5 cucharaditas de vainilla
- 1/3 taza de coco rallado
- 2 - 3 huevos grandes
- 2 cucharaditas de canela
- ½ cucharadita de polvo de hornear
- 2 taza de calabacín rallado
- 1 cucharaditas de polvo hornear
- Alrededor de cucharadita de sal
- 1/3 – 1/2 taza de aceite de coco suavizado
- ½ taza de nueces molidas
- 1 taza de endulzante, Swerve (o un substituto adecuado)
- 1 taza de almendras molidas

Preparación:
1. Antes que nada, por favor asegúrate que tienes todos lo ingredientes disponibles. Ralla el calabacín y muele las nueces.
2. Ahora en un recipiente, bate los huevos, el endulzante, el aceite y la vainilla, y mézclalos.
3. Agrega los ingredientes secos a la mezcla húmeda.
4. Este paso es importante. Luego agrega el calabacín y las nueces.
5. Vierte la mezcla en unacacerola de pan, que

encaje en la olla de cocción lenta.

6. Solo una cosa falta por hacer ahora. Ahora has bolitas con el papel aluminio en cuatro bolas, coloca en el fondo de la olla de cocción lenta, la cacerola con papel toalla arriba para absorber el agua.

7. Finalmente cubre, y cocina apropiadamente en fuego alto por alrededor de 2 horas. Enfría, envuelve en aluminio y refrigera. La receta deliciosa esta lista. ¡Disfruta!!

Valores Nutricionales por Porción:
Carbohidratos netos 2.8g
Proteínas 1g
Grasas 12g

Confiable Chili De Carne Picante

Ingredientes:

- 3 - 4 tomates frescos (Picados)
- Alrededor de 2.5 cucharadas de comino
- 5 - 6 tazas de caldo de res
- 3 lb carne de res molida
- 1 lata pequeña (6 oz) de pasta de tomate
- Sal y pimienta al gusto
- Alrededor de 3.5 cucharadas de polvo de chile
- 1 cebolla grande cortada

Preparación:

1. Antes que nada, por favor asegúrate que tienes todos los ingredientes. Ajusta la configuración de la temperatura de la olla de cocción lenta a fuego alto.
2. Ahora déjalo por un momento hasta que este caliente.
3. Comienza a dorar la carne de res y la cebolla en la olla de cocción lenta.
4. Este paso es importante. Cuando la cebolla este ligeramente traslucida, agrega las especies, la pasta de tomate, y los tomates.
5. Luego mezcla bien, luego agrega el caldo.
6. Coloca la tapa en la olla de cocción lenta y ajusta la temperatura a fuego lento.
7. Solo una cosa por hacer ahora. Ahora dejalo cocer por 7 - 8 horas. Revolviendo ocasionalmente.
8. Finalmente sirve.

Porciones: 10
Tiempo de preparación: 25 minutos
Tiempo de Cocción: 8 horas

Valores Nutricionales por Porción
Calorías: 400 kcal
Carbohidratos: 9.5g
Fibra Dietética: 2.8g
Proteínas: 38g
Grasas: 22g

Supremo Pollo Al Limón En Olla De Cocción

Lenta

Ingredientes:

- 15 - 16 aceitunas verdes grandes
- 3 - 4 dientes de ajo (Picados)
- Alrededor de 1.5 cucharadas de jugo de limón
- 1 cucharadita de orégano seco
- 1/4 – 1/2 taza de aceite de oliva
- 1 libra de pollo
- Alrededor de 1.5 cucharaditas de pimentón negro o paprika
- ½ cucharadita de pimienta negra
- 1 cucharadita de ralladura de limón
- ½ - 1 taza de perejil fresco
- 1 taza de caldo de pollo
- 1 cebolla (Picada)

Preparación:

1. Antes que nada, por favor asegúrate que tienes todos los ingredientes disponibles. Combina el pollo, la cebolla, el caldo de pollo, el ajo, las aceitunas, el jugo de limón y todas las especies en la olla de cocción lenta.
2. Ahora cubre y cocina apropiadamente por alrededor de 4 horas.
3. Solo una cosa falta por hacer ahora. Decora con un poco de perejil.

4. Sirve caliente.

Porciones: de 6 a 7

Valores Nutricionales
Calorías 170
Grasas totales 13.5 g
Grasas saturadas 4.5 g
Carbohidratos totales 8.5 g
Fibra dietética 1 g
Proteínas 13.5 g

Filete Y Salsa A Su Máxima Expresión

Ingredientes:
- Alrededor de 1.5 cucharadita de sal de ajo
- 1 cebolla morada pequeña cortada finamente
- 3 - 4 cucharadas de mantequilla
- ½ manojo de cilantro (Picado)
- 2 libras de carne para guisar, cortada en tiras
- 1/2 – 3/4 cucharadita de pimienta negrarecién molida
- 2 tomates carnosos grandes (Picados)
- 1 cucharada de aceite de oliva
- Alrededor de 1 cucharadita de pimentón en hojuelas
- 2 ½ tazas de salsa hecha de:
  - 1 cebolla, picada en semi círculos
  - 2 pimientos morrones, rebanados en tiras
  - 2 cucharadas de mezcla de condimentos secos:
    - 1 cucharadita de comino molido
    - ½ cucharadita de pimentón dulce
    - Sal y pimienta al gusto

Preparación:
1. Antes que nada, Por favor asegúrate que tienes todos los ingredientes disponibles.Ahora cubre el fondo de la olla de cocción lenta con la salsa.
2. Solo una cosa falta por hacer ahora.Luego agrega los ingredientes restantes y mezcla bien.

3. Finalmente cubre, y cocina apropiadamente a fuego lento por alrededor de 6 a 7 horas. La receta deliciosa esta lista. ¡Disfruta!!

Porciones: 5
Tiempo de preparación: 10 minutos
Tiempo de cocción: de 6 a 7 horas a fuego lento

Valores Nutricionales por Porción:
Carbohidratos netos 3.5g
Proteínas 36g
Grasas 25g

Energético Quiche De Jamón Y Calabacín

Ingredientes:
- Aceite de Oliva Extravirgen
- 3 - 4 huevos
- Alrededor 1.5 cucharadita de sal
- 1 cucharadita de pimienta negra
- Alrededor de 2.5 calabacines, pelados
- 4 x 1oz rodajas de jamón Picnic u otro corte de jamón de la pierna del cerdo

Instrucciones:
1. Antes que nada, por favor asegúrate que tienes todos los ingredientes disponibles.Engrasa tu olla de cocción lenta con aceite de oliva.
2. Ahora bate los huevos, aparta.
3. Este paso es importante. Rebana el calabacín en discos de 1/2" & agrega sal, pimienta negra.
4. Solo una cosa falta por hacer. Luego coloca la mitad de las rebanadas de calabacín en el fondo de la olla de cocción lenta, capea con rebanadas de jamón encima, vierte los huevos sobre el jamón.
5. Finalmente coloca el calabacín restante encima, y cocina apropiadamente a fuego medio por alrededor de 5 horas. La receta esta lista. ¡Disfruta!!

Porciones: 4
Tiempo de preparación: 20 minutos

Tiempo de cocción: 5 horas

Valor Nutricional por Porción:
Calorías: 270
Carbohidratos: 20 g
Grasa: 15 g
Proteínas: 2.8
Sodio: 600 mg
Azúcar: 3.8 g

Pináculo De Queso Y Coliflor Horneado

Ingredientes:

- Alrededor 2.5 cucharadas de manteca (o mantequilla, si prefieres)
- 1 cucharada de manteca (o mantequilla, si prefieres) para engrasar la olla de cocción lenta.
- 1 cucharadita de sal
- Alrededor de 1 cucharadita de pimienta negra recién molida
- ½ taza de queso Amarillo, cheddar, desmenuzado.
- 5 - 6 rebanadas de tocino, crujiente y desmenuzado.
- 1 cabeza de coliflor, cortada en ramilletes.
- ½ taza de queso crema.
- 1/4 - 1/2 taza de crema batida o crema chantilly

Instrucciones:

1. Antes que nada, asegúrate que tienes todos los ingredientes disponibles. Engrasa la olla de cocción lenta.
2. Ahora agrega todos los ingredientes, excepto el queso y el tocino.
3. Luego cocina apropiadamente a fuego lento por alrededor de 3 horas.
4. Solo una cosa falta por hacerse ahora. Abre la tapa y agrega el queso. Vuelve a tapar, cocina apropiadamente por una hora adicional.

5. Añada el tocino y sirve. La receta esta lista. ¡Disfruta!

Porciones: 4 a 5
Tiempo de preparación: 10 minutos
Tiempo de cocción: 4 horas en fuego lento

Valores Nutricionales por Porción:
Carbohidratos Netos: 1g
Proteínas: 10g
Grasa: 23g

Las Mejores Alitas De Pollo Teriyaki

Ingredientes:

- 4 cabezas de ajo (rallado)
- 3 - 4 dátiles (deshuesados)
- Alrededor de 2.5 libras de alitas de pollo
- 1/4 – 1/2 taza de salsa de soya(salsa de soja)
- Aceite de oliva extra virgen
- Alrededor de 2.5 cucharadita de jengibre (rallado)

Instrucciones:

1. Antes que nada, por favor asegúrate que tienes todos los ingredientes disponibles. Coloca los dátiles en el procesador de alimento junto con 2 cucharadas de salsa de soya, y mezcla hasta obtener una consistencia de pasta.
2. Solo una cosa falta por hacer ahora. Ahora combina el jengibre, la salsa de soya, el ajo, y los dátiles en un recipiente, agrega alitas de pollo, cubre y refrigera toda la noche.
3. Finalmente agrega una capa en la olla de cocción lenta con un poco de aceite de sésamo, agrega alitas de pollo y cocina apropiadamente en fuego alto por alrededor de 3 horas. La receta esta lista. ¡Disfruta!!

Porciones: 5
Tiempo de preparación: 15 minutos
Tiempo de cocción: 5 horas

Datos nutricionales por porción:
Calorías: 350
Carbohidratos: 5 g
Grasa: 13 g
Proteínas: 40 g
Sodio: 730 mg
Azúcar: 0 g

Fantásticos Rollitos De Repollo Estilo

Carnicero – Versión De Cerdo Y Res

Ingredientes:
- Sal y pimienta al gusto
- 1 cebolla dulce, cortada en trozos pequeños
- Alrededor de 1.5 de tazas de caldo de res
- Alrededor de 1 pimiento rojo, cortado en pequenos cubos
- 1 cabeza grande de col blanca o repollo – 3 libras
- 1 taza de hongos, cortados en pequeños trozos
- Alrededor de 2 - 2.5 cucharadas de aceite de oliva
- ½ - 1 taza de crema para cocinar
- 1 cucharadita rebosantes de comino molido
- 1 ¾ tazas de carne de res, cortada en pequeños trozos
- 1 - 2 tazas de cerdo, cortada en pequeños trozos

Instrucciones:
1. Antes que nada, porfavor asegúrate que tienes todos los ingredientes disponibles. Recorta el tallo de la cabeza de la col blanca (repollo) en una forma similar a la de un cono, coloca la col blanca en una olla con el agujero hacia arriba, hierve agua y viértela sobre la col blanca.
2. Ahora déjala reposar en el agua caliente por

alrededor de 15 minutos
3. Esto la suavizara considerablemente y las hojas se separarán fácilmente
4. Luego corta las carnes en pequeños trozos; colócalas dentro de un tazón para mezclar
5. Este paso es importante. En una sartén, calienta el aceite de oliva
6. Sofríe la cebolla, el pimento y los hongos por alrededor 10 minutos, enfríalos en el sartén y agrega las carnes
7. Ahora agrega el condimento, mezcla bien con tus manos
8. Separa de 8 a 9 hojas de col blanca, coloca cada una plana, corta la parte ancha del tallo y rellena las hojas con alrededor de 2 cucharadas de las mezclas de carnes
9. Luego enróllalas y colócalas a un lado hasta que la mezcla de carnes se ha utilizado toda
10.   Finamente corta la col blanca restante y colócala en la olla de cocción lenta
11.   Solo una cosa falta por hacer ahora. Coloca los rollos de col blanca preparados con el lado abierto hacia abajo, vierte el caldo y crema uniformemente sobre los rollos de col blanca
12.   Finalmente cubre, cocina apropiadamente en fuego lento por alrededor de 8 horas. La receta esta lista. ¡Disfruta!!

Porciones: 5
Tiempo de preparación: 18 minutos
Tiempo de cocción: 8 horas en fuego lento

Valores Nutricionales por Porción:
Carbohidratos netos: 12g
Proteínas: 40g
Grasas: 50g

Supremo Puré Con Queso Y Coliflor

Ingredientes:

- Alrededor de 1.5 de cucharadita de sal
- ½ cucharadita de nuez moscada
- 1 pequeña cabeza de coliflor
- Alrededor de 1 cucharadita de pimienta blanca
- Aceite de Oliva Extra virgen
- 1 taza de queso cheddar
- ½ - 1 taza de mitad leche – mitad nata

Instrucciones:

1. Antes que nada, por favor asegúrate que tienes todos los ingredientes disponibles. Engrasa la olla de cocción lenta con aceite de oliva extra virgen.
2. Ahora corta la coliflor en pequeños ramilletes y colócalos en la olla de cocción lenta, agrega sal, la crema, la pimienta negra, la nuez moscada, y el queso cheddar. Mezcla.
3. Solo una cosa falta por hacer ahora. Luego cocina apropiadamente en fuego medio por alrededor de 3 horas.
4. Finalmente usando la batidora de inmersión manual, mezcla hasta que este suave. La receta esta lista. ¡Disfruta!!

Porciones: de 4 a 5
Tiempo de preparación: 20 minutos
Tiempo de cocción: 4 horas

Datos Nutricionales por Porción:
Calorías 200
Carbohidratos 5 g
Grasa 14 g
Proteínas 5 g
Sodio 780 mg
Azúcar 0 g

Rico Chili Con Carne Guisada

Ingredientes:

- Alrededor de 1.5 cucharaditas de tomillo seco
- 3 - 4 cucharadas de mantequilla
- 1 cucharadita de orégano seco
- 2 - 3 libras de carne de res, entera
- Alrededor de 1.5 cucharaditas de pimiento de cayena
- 1 cucharada de salsa Worcestershire o salsa inglesa
- Sal y pimienta al gusto
- 1 - 2 latas de tomates italianos en trozos
- 1 taza de caldo de res

Instrucciones:

1. Antes que nada, por favor asegúrate que tienes todos los ingredientes disponibles. Agrega todos los ingredientes en la olla de cocción lenta, mezcla bien.
2. Ahora cubre, cocina apropiadamente en fuego alto por alrededor de 4 a 5 horas.
3. Este paso es importante. Divide la carne con un tenedor, sepárala en la olla de cocción lenta.
4. Solo una cosa falta por hacer ahora. Luego sazona y condimenta, si es necesario.
5. Finalmente cubre, cocina apropiadamente por 2 horas adicionales en fuego lento. La receta esta lista. ¡Disfruta!!

Porciones: 5
Tiempo de preparación: 10 minutos
Tiempo de coccion: de 4 horas en fuego algo + 2 horas en fuego lento

Valores nutricionales por porción:
Carbohidratos netos 14g
Proteínas 62g
Grasas 29g

Único Desayuno Cazuela De Pimiento Arcoíris

Ingredientes:

- 7 - 8 huevos
- Aproximadamente 1.5 cucharaditas de orégano
- 1 cucharadita de sal
- Aceite de oliva extra virgen
- 1/2 - 1 pimiento verde (cortado en cubitos)
- 1/2 pimiento amarillo (cortado en cubitos)
- Aproximadamente 1.5 cucharaditas de pimienta negra
- 1/2 taza de leche de almendras
- 1 taza de corazones de alcachofas, congelados o frescos, en cuadritos.
- 1/2 – 1 pimiento rojo (cortado en cubitos)

Preparación:

1. En primer lugar, asegúrate de tener todos los ingredientes disponibles. Cubre ligeramente la olla de cocción lenta con aceite de oliva extra virgen.

2. Ahora bate los huevos, agrega los ingredientes restantes, yreserva los corazones de alcachofa.

3. Cubre la olla de cocción lenta con aceite de oliva.

4. Una cosa queda por hacer ahora... Coloca los corazones de alcachofa en la olla de cocción lenta, vierte la mezcla de huevo por encima.

5. Finalmente, cocina adecuadamente durante aproximadamente 8 horas a baja temperatura. La receta está lista. ¡¡¡ A disfrutar!!!

Rinde: 5 porciones

Tiempo de preparación: 20 minutos

Tiempo de cocción: 8 horas

Nutrición por porción:

Calorías: 170

Carbohidratos: 4.2g

Grasa: 14g

Proteína: 13g

Sodio: 705 mg

Azúcar: 1g

Elegante Almuerzo De Jamón & Brócoli Con Queso

Ingredientes:

- 1 cabeza mediana de brócoli, pequeño, picado
- 2 - 3 dientes de ajo (picados)
- Aproximadamente 2,5 tazas de queso Cheddar (Triturado)
- Pizca de Paprika
- 3 - 4 tazas de caldo de verduras
- Aproximadamente 2.5 cucharadas de aceite de oliva
- Sal y pimienta al gusto
- 1 cucharadita de semillas de mostaza (molidas)
- 1 - 2 tazas de jamón (en cubos)

Preparación:

1. Antes que nada, asegúrate de tener todos los ingredientes disponibles. Ahora agrega todos los ingredientes a la olla de cocción en el orden

de la lista.

2. Finalmente cubrir, cocinar adecuadamente a temperatura baja durante 8 horas aproximadamente. La receta está lista. ¡¡¡A disfrutar!!!

Rinde: 5 porciones

Tiempo de preparación: 10 minutos

Tiempo de cocción: 7 horas a fuego lento

Valores nutricionales por porción:

Carbohidratos Netos: 5g

Proteínas: 22g

Fibras: 25g

Excelentes Bocadillos De Pizza Portabella

Ingredientes:

- 1/2 taza de queso mozzarella (rallado)
- 1/4 – 1/2 taza de queso parmesano
- 1 cucharadita de sal
- Aproximadamente 1.5 cucharaditas de pimienta

negra

- 1/2 lb de carne de cerdo molida
- 1 cebolla mediana (cortada en cubitos)
- 3 - 4 dientes de ajo (Rallados)
- 1/4 – 1/2 cucharadita de orégano
- 2 tazas de tomate triturado
- 7 - 8 hongos Portabella (También conocidos como Portobello)

Para adornar:

- 1/2 taza de perejil (picado)

Preparación:

1. Antes que nada, asegúrate de tener todos los ingredientes disponibles. Recubre 6 cuartos de la olla de cocción con aceite de oliva extra virgen.

2. Ahora calienta 3 cucharadas de aceite de olivaextra virgen en la sartén, agrega la carne de cerdo, y dora.

3. Mezcla el tomate triturado con sal, orégano, parmesano, pimienta negra y ajo.

4. Este paso es importante... Con una cuchara, agrega un poco de tomate parmesano en cada hongo, agrega un poco de carne de cerdo molida y espolvorea con mozzarella.

5. Luego coloca cada hongo en la olla de cocción lenta (cuando esté en capas, no coloques una seta directamente encima de la otra, sino que atraviesa una seta en dos).

6. Una cosa queda por hacer ahora... Cocina los bocadillos de pizza a fuego medio duranteaproximadamente 5 horas.

7. Por último, espolvorea un poco de perejil en la parte superior antes de servir.

Rinde: 9 porciones

Tiempo de preparación: 20 minutos

Tiempo de cocción: 5 horas

Nutrición por porción:

Calorías: 100

Carbohidratos: 5g

Grasa: 4.5g

Fantástico Cordero Oriental De Cocción Lenta

Ingredientes:

- 3 - 4 cebollas rojas pequeñas (en mitades)
- 1 tazas del caldo de su elección: de res, pollo o cordero
- 7 - 8 calabacines tiernos (en mitades)
- 2 cucharadas de aceite de oliva
- Aproximadamente 2.5 cucharadas de harina de almendras
- 2 tazas de espinaca fresca
- Sal y pimienta al gusto
- 2 dientes de ajo (picados)
- 1/4 – 1/2 taza de nabo amarillo (en cubos)
- Aproximadamente 1.5 cucharadita de Romero fresco picado
- 2 cucharadas de jerez seco
- 2 - 3 tazas de cordero, deshuesado y cortado en cubitos
- 1 cucharadita de mostaza caliente

- 1/4 cucharadita de nuez moscada molida

- 1 cucharadita de tomillo fresco picado

- 5 bayas de pimiento entero

- 2 a 3 hojas de laurel

Preparación:

1. Antes que nada, asegúrate de tener todos los ingredientes disponibles. Precalienta la olla de cocción a temperatura alta.

2. Ahora coloca el cordero en la olla, cúbrelo con harina de almendras.

3. Una cosa queda por hacer ahora... Agrega los ingredientes restantes a la olla de cocción.

4. Finalmente cubre, cocina bien a temperatura alta durante 4 horas aproximadamente. La receta está lista. ¡¡¡A disfrutar!!!

Rinde: de 4 a 5 porciones

Tiempo de preparación: de 10 a 15 minutos

Cocinar: 5 horas a fuego alto

Valores nutricionales por porción:

Carbohidratos Netos: 20g

Proteínas: 45g

Fibra: 50g

El Mejor Arroz De Coliflor

Ingredientes:

- 1 cabeza de coliflor pequeña

- Aproximadamente 4,5 cucharadas de Ghee (mantequilla clarificada)

- 1 taza de caldo de pollo bajo en sodio

- 1 cucharadita de sal

Preparación:

1. Antes que nada, asegúrate de tener todos los ingredientes disponibles. Separa la coliflor en florecillas, colócala en el procesador de alimentos y córtala en gránulos de arroz.

2. Ahora coloca el Ghee en el fondo de la olla de cocción lenta, enciende a temperatura media y deja que el Ghee se derrita.

3. Una cosa queda por hacer ahora... Coloca el coli-arroz en la olla de cocción lenta, agrega caldo de pollo, sal y mezcla.

4. Finalmente, cocina bien a temperatura media durante 3 horas aproximadamente. La receta

está lista. ¡¡¡A disfrutar!!!

Rinde: 5 porciones

Tiempo de preparación: 15 minutos

Tiempo de cocción: 4 horas

Valores nutricionales por porción:

Calorías: 130

Carbohidratos: 3g

Grasa: 10g

Proteína: 4.5g

Sodio: 630mg

Azúcar: 0g

Pináculo De Paleta De Cerdo

Ingredientes:

- Aproximadamente 1/2 cucharadita de clavo de olor molido
- 3 - 4 cucharadas de manteca
- 1 hoja de laurel
- Sal y pimienta al gusto
- 1 lata de tomates en cubos italianos
- 1 cebolla dulce (en cubos)
- Aproximadamente1.5 taza de agua
- 2 - 3 dientes de ajo (cortados en cubitos)
- 2 - 3 libras de paleta de cerdo, entero

Preparación:

1. Antes que nada, asegúratede tener todos los ingredientes disponibles. Ahora coloca la carne en la olla de cocción, vierte agua y tomates sobre ella, para que el líquido cubra 1/3 de la carne.

2. Una cosa queda por hacer ahora... Agrega los

ingredientes restantes.

3. Finalmente cubrir, cocinar adecuadamente a baja durante 8 horas aproximadamente. La receta está lista. ¡¡¡A disfrutar!!!

Rinde: 6 porciones

Tiempo de preparación: 10 minutos

Cocinar: de 6 a horas a bajo

Valores nutricionales por porción:

Carbohidratos Netos: 14g

Proteínas: 40g

Fibra: 32g

Enérgico Estofado De Panza De Cerdo A Fuego Lento

Ingredientes:

- Aproximadamente 1,5 cucharaditas de mostaza Dijon
- 1 cucharadita de pimienta negra
- 1 libra de panceta de cerdo
- 1/2 – 3/4 taza de salsa de manzana
- Aproximadamente 1.5 cucharaditas de sal
- 1 - 2 cebollas medianas (cortadas en cubitos)

Preparación:

1. Antes que nada, asegúrate de tener todos los ingredientes disponibles. Ahora calienta aceite de oliva extra virgen en la sartén, agrega la cebolla y saltea por un minuto.
2. Luego coloca la cebolla en la olla de cocción lenta, agrega la panceta de cerdo y la salsa de manzana.

3. Una cosa queda por hacer ahora... Cocínala correctamente a temperatura alta durante aproximadamente 4 horas.

4. Finalmente sirve con Ensalada de Repollo de Nuez.

Rinde: 8 porciones

Tiempo de preparación: 15 minutos

Tiempo de cocción: 4 horas

Nutrición por porción:

Calorías: 272

Carbohidratos: 3.3g

Grasa: 12g

Proteína: 20g

Sodio: 120 mg

Azúcar: 0g

Deliciosos Huevos Rancheros Al Horno

Ingredientes:

- 1/4 de cucharadita de sal

- 1/4 – 1/2 de cucharadita de pimienta negra

- 9 - 10 huevos

- 1 taza de queso Pepper Jack (rallado)

- Aproximadamente 1 cucharadita de polvo de ajo

- 1/2 cucharadita de cilantro

- 1 taza de leche

- 1 cucharadita de comino

- 1 taza de salsa

- Aproximadamente 1,5 cucharaditas chile en polvo

- 10 onzas de salsa de puerco

Preparación:

1. En primer lugar, asegúrate de tener todos los ingredientes disponibles. Cocina la salchicha en una sartén grande.

2. Ahora agrega el aderezo y la salsa y revuelve

bien. Deja de lado para enfriar.

3. En un tazón grande, bate los huevos y la leche hasta que estén bien combinados.

4. Este paso es importante... A continuación, agrega la mezcla de salchicha y salsa en los huevos y continúa revolviendo bien.

5. Agrega el queso, revuelve para combinar, y luego viértelo todo en una olla de cocción lenta grande engrasada.

6. Una cosa queda por hacer ahora... Cubre y cocina adecuadamente durante aproximadamente 4 a 5 horas a temperatura baja (o 2 ½ a temperatura alta).

7. Finalmente sirve cubierto con crema agria, salsa y aguacate.

Rinde: de 8 a 9 porciones

El Mejor Quiche Lorraine

Ingredientes:

- 9 - 10 tiras de tocino, crujientes y desmenuzadas
- Alrededor de 1.5 cucharadade mantequilla
- 1 taza de queso cheddar (rallado)
- 1 pizca de pimienta negramolida fresca
- 1/2 – 3/4 taza de espinacafresca (en trozos)
- 9 - 10 huevos (batidos)
- Alrededor de 1.5 taza de crema espesa

Instrucciones:

1. Antes que nada, asegúrate por favor de tener todos los ingredientes a mano.Engrasa con mantequilla la olla de cocción.
2. Ahora en un tazón grande, mezcla todos los ingredientes, excepto los crocantes de tocino.
3. Solo queda una cosa por hacer ahora.Transfiere la mezcla a la olla de cocción, espolvorea el tocino en la parte superior.
4. Finalmentecubre ycocina apropiadamenteen ajuste bajo de 3 a 4 horas. (En los últimos 20 minutosvigila, no vayas a cocinarlo de más.) La emblemática receta está lista. ¡¡Disfruta!!

Porciones: 7
Tiempo de preparación: 10 minutos
Tiempo cocinado: 4 horasen ajuste bajo

Valores Nutricionales por Porción:
Carbohidratos netos: 4.5 g
Fibra: 14 g
Proteína: 22 g

Guisado De Pollo Blanco Clásico

Ingredientes:
- 1 cebolla mediana (en cuadritos)
- Alrededor de 1.5 cucharadita de comino
- 3 - 4 dientes de ajo (rallado)
- 1 librapollo molido
- Alrededor de 2.5 cucharadasde pasta de tomate
- 1 cucharadita de orégano
- 1 cucharadita de sal
- 1 cucharadita de pimienta negra
- 1 - 2 tomates (Troceados)
- Aceite de oliva extra virgen
- 1 pimiento morrón verde, sin semilla, en cuadritos

Instrucciones:
1. Antes que nada, asegúrate por favor de tener todos los ingredientes a mano.Unta la olla de cocciónconaceite de oliva extra virgen, yajusta la olla de cocciónen alto.
2. Ahora calientaalrededor de 3 - 4 cucharadas deaceite de oliva extra virgenen una sartén, agrega el pollo molido, y dora.
3. Este paso es importante.Después agrega el ajo, las cebollas, al pollo y salea durante unos 40 segundos, coloca la mezcla en la olla de cocción.

4. Solo queda una cosa por hacer.Ahora agrega los tomates, sal, orégano, comino, pimienta negraenla olla de cocción.
5. Finalmentecocina apropiadamenteen ajuste bajo de 7 horas. La emblemática receta está lista. ¡¡Disfruta!!

Porciones: 6
Tiempo de preparación: 20 minutos
Tiempo de cocinado: 7 horas

Valores Nutricionales por Porción:
Calorías: 162
Carbohidratos: 2.5 g
Grasa: 1 g
Proteína: 12.5 g
Sodio: 340 mg
Azúcar: 2.5 g

Deliciosos Pimientos Rellenos Estilo Dolma

Ingredientes:
- Sal y pimientaal gusto
- 5 - 6 pimientos morronesde varios colores
- Alrededor de 2.5 cucharadas de aceite de oliva
- 1 cabeza pequeña de coliflor
- 1 taza de carne de res magra
- 1 lata pequeñade pasta de tomate – 28 onzas
- 3 - 4 dientes de ajo (molidos)
- Alrededor de 1.5 cucharadade tomillo deshidratado
- 1 3/4 taza de carne de cerdo magra
- 1 cebolla blanca pequeña (picada)

Instrucciones:
1. Antes que nada, asegúrate por favor de tener todos los ingredientes a mano.Quita la parte superior de lospimientos morrones, reserva.
2. Ahora limpia el interior de los pimientos.
3. Corta la colifloren pedazos tan pequeños que parezcan granos de arroz, y colócalos en un tazón para mezclar.
4. Agrega el ajo molido, la cebolla y las hierbas deshidratadas. Combinabien.
5. Este paso es importante.Agrega las carnes, la pasta de tomate y el sazonador.
6. Revuelve bien usando tus manos.
7. Espolvoreaaceite de olivaa lo largo del fondo y

en los lados de la olla.

8. Rellena los pimientos morronescon la mezcla y colócalos en la olla.
9. Ahora acomoda con cuidado la tapa de los pimientos morrones encima.
10. Solo queda una cosa por hacer ahora. Si te quedó algo de carne o de la mezcla de coliflor, viértela entre los pimientos que ya están en la olla.
11. Finalmentecubre, cocina apropiadamenteen ajuste bajo de 5 horas. La emblemática receta está lista. ¡¡Disfruta!!

Porciones: 6
Tiempo de preparación: 10 minutos
Tiempo de cocinado: 5 horasen ajuste bajo

Valores Nutricionales por Porción:
Carbohidratos Netos: 13g
Proteína: 22g
Grasa: 33g

Pollo Al Limón Realycol De Savoy

Ingredientes:

- Alrededor de 1.5 de cebollamediana (en cubitos)
- 1 cucharadita de sal
- 1 cucharadas dejengibre (rallado)
- 7 - 8 muslos de pollo, sin piel
- 1 - 2 limón reales
- Alrededor de 1.5 cucharaditasde pimienta negra
- Aceite de oliva extra virgen
- 1 - 2 tazas de col de Savoy (en trozos)
- 1 tallo de apio (en cubitos)

Instrucciones:

1. Antes que nada, asegúrate por favor de tener todos los ingredientes a mano.Pon 4 cucharadas deaceite de oliva extra virgenen la olla de cocción, extiende alrededor del fondo.
2. Ahora rebana los limones reales en círculos gruesos de 1 a 1.5 cms.
3. Este paso es importante.Coloca el pollo en el fondo de la olla de cocción, y espolvorea 1/2 cucharadita de saly 1/2 cucharadita de pimienta negra.
4. Ahora cubre con las rebanadas de limón real. Encima de éstas, pon el apio y la col.

5. Solo queda una cosa por hacer.Ahora vierte el caldo de pollo, ycocina apropiadamenteen ajuste bajo de 7 horas.
6. Finalmente, sirve confideos precocinados. La emblemática receta está lista. ¡¡Disfruta!!

Porciones: 4
Tiempo de preparación: 15 minutos
Tiempo de cocinado: 8 horas

Valores Nutricionales por Porción:
Calorías: 270
Carbohidratos: 5 g
Grasa: 14 g
Proteína: 30 g
Sodio: 680 mg
Azúcar: 0 g

Olla Elegante Depollocon Ejotes

Ingredientes:
- 1 taza de caldo de pollo
- 1 puño de eneldo fresco en trozos (alrededor de 1/8taza)
- Sal y pimientaal gusto
- 1 - 2 tazas de ejotes, recortados
- 1 limón (jugo)
- Alrededor de 4.5 cucharadas de mantequilla
- 5 - 6 muslos de pollo, con piel
- Alrededor de 2.5 cucharadas de aceite de oliva
- 2 tomates bola grandes (en cuadritos)
- 1 cebollaroja (en cuadritos)
- 1 - 2 dientes de ajo (picados)

Instrucciones:
1. Antes que nada, asegúrate por favor de tener todos los ingredientes a mano.Agrega todos losingredientesa la olla de cocción en el orden de la lista.
2. Ahora cepilla los muslos de pollo con aceite de oliva; sazonarcon salypimienta.
3. Solo queda una cosa por hacer. Por favor cubre, cocina en ajuste bajo por 8 horas.
4. Finalmente,cuando esté listo, si lo deseas, saca el pollo ydóralo en una parrilla por unos minutos. La emblemática receta está lista. ¡¡Disfruta!!

Porciones: 5
Tiempo de preparación: 10 minutos
Tiempo de cocinado: 7 horasen ajuste bajo

Valores Nutricionales por Porción:
Carbohidratos Totales: 12g
Proteína: 25g
Grasa: 20g

Excelentelasaña De Carne Y Coliflor

Ingredientes:
- 1 cebollaroja (en cuadritos)
- 3 - 4 dientes de ajo (picado)
- 1 hoja de laurel
- 1 huevo
- Alrededor de 1.5 cucharadita de orégano
- 1 cucharadita de pimienta negra
- 1 cabeza decoliflorpequeña
- Alrededor de 1.5 cucharadita de sal
- Aceite de oliva extra virgen
- 1 - 2 tazas de tomate machacado
- 1 taza de Mozzarella (rallado)
- 1 librade carne molida

Instrucciones:
1. Antes que nada, asegúrate por favor de tener todos los ingredientes a mano.Cepillala olla de coccióncon aceite de oliva, ypon la olla en ajuste medio alto.
2. Ahora separa la colifloren ramitas, retira la capa exterior del tallo de la coliflor, ycórtalo en cuadritos.
3. Pon la colifloren el procesador de alimentos, yelige la función "como granos de arroz", vierte un huevoen la coliflor, yrevuelve bien junto con 1/2 cucharadita de sal.
4. Este paso es importante.Ahora pon 3 cucharadas deaceite de olivaen la sartén,

agrega carne molida, dora, agrega una hoja de laurel, los tomates machacados, el orégano, la pimienta negray 1/2 cucharadita sal, revuelve.

5. Ahora pon la mitad de la mezcla de colifloren la olla de cocción, ahora haz una capa con un tercio de la mezcla de carne molidayla mitad del queso;pon lo queda de la coliflorhasta arriba.

6. Solo queda una cosa por hacer ahora.Vierte la salsa restante sobre la coliflor y espolvorea el resto del queso encima.

7. Finalmentecocina apropiadamenteenmedio altode 5 horas. La emblemática receta está lista. ¡¡Disfruta!!

Porciones: 8
Tiempo de preparación: 25 minutos
Tiempo de cocinado: 5 horas

Valores Nutricionales por Porción:
Calorías: 340
Carbohidratos: 8 g
Grasa: 12 g
Proteína: 40 g
Sodio: 680 mg
Azúcar: 0 g

Libro 2
Crockpot: Dieta Cetogénica: Olla de Cocción Cetogénica
Miranda Alonso

Deliciosa Sopa De Pollo Al Estilo Sudoeste

¡Increíble, simplemente increíble!!
Porciones: de 8 a 9

Ingredientes:
- 1 ½ libras de pollo, deshuesado y en cubos
- 1 ½ - 2 tazas de salsa casera
- 3 tazas de caldo de pollo
- Alrededor de 1.5 tazas de queso pepperjack (desmenuzado)

Instrucciones:
1. Antes que nada,asegúrate que tienes todos los ingredientes disponibles. Coloca las piezas de pollo en el fondo de la olla de cocción lenta.
2. Ahora agrega el caldo de pollo y cocina apropiadamente por alrededor de 6 horas.
3. Siguiente, por favor retira las piezas de pollo de la sopa y desmenúzalos.
4. Solo una cosa falta por hacer ahora. Luego regresa el pollo a la sopa, agrega el queso y cocina apropiadamente por otros 35 minutos.
5. Finalmente sirve caliente.

Valores Nutricionales
Calorías 400
Grasas totales 20 g
Grasas saturadas 12 g
Carbohidratos totales 7 g

Fibra dietética 2 g
Proteínas 32 g

Estofado De Pollo Verde Clásico

Ingredientes:
- ¼ taza de puerros cortados
- Alrededor de ½ taza de guisantes verdes (Opcional)
- 2 tazas de cogollos de brócoli
- 1 - 2 tazas de caldo de pollo
- ½ cucharadita de sal
- ¼ cucharadita de pimienta negra
- Alrededor de 2.5 cucharadas de aceite de coco
- 3 - 4 libras de piezas de pollo deshuesadas y sin piel
- ½ cucharaditas de ajo picado
- 1 taza de tallos de apio picado

Preparación:
1. Antes que nada, por favor asegúrate que tienes todos los ingredientes disponibles. Por favor coloca todos los ingredientes en la olla de cocción lenta y cocina apropiadamente a fuego lento por alrededor de 3 horas. La receta deliciosa esta lista. ¡Disfruta!!

Porciones: de 6 a 7

Alocado Guisado A Fuego Lento De Cerdo Y

Hongos

Ingredientes:
- 1 - 2 cucharadas de vinagre de vino blanco
- ¼ taza de crema de coco
- Alrededor de 1.5 cucharadas de aceite de oliva
- 2 cucharadas de mostaza seca o en polvo
- 1 cucharadita de sal
- 1 libra de hongos (ostra, portobello o baby bella)
- 1 ½ taza de caldo de huesos
- ½ cucharadita de nuez moscada molida
- 2 cucharadas de orégano seco
- ¼ tazas de alcaparras
- 2 cucharadas de aceite de coco
- ½ taza de cebolla picada
- 1 diente de ajo (Triturado)
- 1 - 2 libras de lomo de cerdo, cortado en cubos de una pulgada
- Alrededor de 1.5 cucharaditas de pimienta negra recién molida
- 1 cucharada de tomillo seco
- 1 cucharada de romero seco

Preparación:
1. Antes que nada, por favor asegúrate que tienes todos los ingredientes disponibles. En una sartén pesada, derrite el aceite de coco a fuego

alto.

2. Ahora fríe la carne en varios lotes, hasta que todos los lados están dorados de manera uniforme.
3. Transfiere la carne a un recipiente.
4. A la misma sartén, por favor agrega el aceite de oliva y frie la cebolla y el ajo hasta que este dorado marrón.
5. Este paso es importante. Luego, por favor regresa la carne a la sartén y agrega el vinagre y todas las especies.
6. Mezcla hasta que esté bien combinado.
7. Luego condimenta con sal y pimienta.
8. Coloca la mezcla de la carne y el caldo en la olla de cocción lenta, cubre y cocina apropiadamente por alrededor de 3 a 4 horas en fuego lento.
9. Ahora agrega los hongos y la crema de coco y continúa cociendo por alrededor de 1 ½ horas a fuego lento.
10. Solo una cosa falta por hacer ahora. Luego agrega las alcaparras y cocina apropiadamente por otros 35 minutos.
11. Finalmente sirve caliente.

Porciones: 8

Valores Nutricionales
Calorías 730
Grasas totales 48 g
Grasas saturadas 22 g
Carbohidratos totales 4.5 g
Fibra dietética 3.8 g

Proteínas 50 g

Cautivador Guisado De Cerdo, Apio Y Albahaca

Ingredientes:
- 1 zanahoria picada
- Alrededor de 1.5 taza de apio picado
- 1 - 2 tazas de caldo de res
- Sal
- 1 cebolla pequeña picada
- Pimienta negra
- 1 manojo de perejil picado
- 1/2 taza de albahaca fresca
- Alrededor de 2.5 cucharada de aceite de coco
- 2 - 2 1/2 libras de carne de cerdo picada

Preparación:
1. Antes que nada, por favor asegúrate que tienes todos los ingredientes disponibles. Ahora agrega todos los ingredientes a la olla de cocción lenta y cocina apropiadamente a fuego lento por 8 horas.

Porciones: 8

Excepcional Pollo Entero Rostizado

Ingredientes:

- Alrededor de 1.5 cucharadas de aceite de oliva, para frotar
- 1 cucharadita de cebolla en polvo
- 2 cucharaditas de sal
- 1 - 2 cucharaditas de pimienta negra recién molida
- 1 pollo entero (aproximadamente de 5.5 libras)
- Alrededor de 2.5 cucharaditas de pimentón dulce en polvo (paprika dulce)
- 1 cucharadita de pimienta de cayena
- 1 cucharadita de tomillo molido
- 3 - 4 cucharadas de mantequilla, cortadas en cubos
- 4 dientes de ajo
- 5 - 6 cebollas pequeñas

Instrucciones:

1. Antes que nada, por favor asegúrate que tienes todos los ingredientes disponibles. Mezcla todos los ingredientes secos bien.
2. Ahora rellena el pollo con ajo y cebollas.
3. Este paso es importante. En el fondo de olla de cocción lenta, coloca cuatro bolas de papel aluminio.
4. Luego rápidamente coloca el pollo encima de las pelotas de aluminio.

5. Frota bien con aceite de oliva.
6. Solo una cosa falta por hacer ahora. Ahora cubre el pollo con sazonador, coloca las piezas de mantequilla.
7. Finalmente cubre, cocina apropiadamente en fuego lento por alrededor de 7 horas. La deliciosa receta esta lista. ¡Disfruta!!

Porciones: 6
Tiempo de preparación: 15 minutos
Tiempo de cocción: 8 horas en fuego lento

Valores Nutricionales por Porción:
Carbohidratos netos 3.8g
Proteínas 12g
Grasas 42g

Cautivador Tocino, Queso Y Coliflor Horneado

Ingredientes:

- Alrededor 2.5 cucharadas de manteca (o mantequilla, si lo prefieres)
- 1/2 taza de queso amarillo, Cheddar, desmenuzado
- Alrededor de 1.5 cucharadas de manteca (o mantequilla, si lo prefieres) para engrasar la olla de cocción lenta
- 1 cabeza de coliflor,cortada en ramitos
- 1 cucharada de sal
- 1/2 – 3/4 cucharada de pimiento negra recién molida
- 5 - 6 rebanadas de tocino,crujiente y desmenuzadas
- 1/2 taza de queso crema
- 1/4 – 1/2 taza de crema batida o crema chantilly

Instrucciones:

1. Antes que nada, por favor asegúrate de tener todos los ingredientes disponibles. Engrasa la olla de cocción lenta.
2. Ahora agrega todos los ingredientes, excepto el queso y el tocino.
3. Luego cocina apropiadamente en fuego lento por cerca de 3 horas.
4. Solo una cosa falta por hacer ahora. Abre la

tapa y agrega el queso.
5. Vuelve a tapar, cocina apropiadamente por otra hora.
6. Agrega el tocino y sirve.

Datos nutricionales:
Carbohidratos netos: 0.8g
Proteínas: 12g
Grasa: 22g
Calorías: 235

Alocada Cazuela De Mostaza Y Calabacin

Ingredientes:
- 2 tazas de calabacín cortados
- Sal y Pimienta al gusto
- 1 tazas de queso cheddar, desmenuzado y dividido
- Alrededor de 1.5 cucharaditas salvia molida
- 2 - 3 huevos grandes
- Alrededor de 2.5 cucharaditas de mostaza amarilla preparada

Instrucciones:
1. Antes que nada, por favor asegúrate que tienes todos los ingredientes disponibles. Engrasa los lados y el fondo de la olla de cocción lenta con aceite en spray para cocinar.
2. Ahora en un recipiente, bate bien los huevos.
3. Condimenta con sal y pimienta.
4. Luego revuélvelo con salvia molida y mostaza amarilla. Mezcla bien.
5. Este paso es importante. Agrega 1 taza de queso.
6. En una olla de cocción lenta extiende de manera uniforme en el fondo de la olla de cocción lenta el calabacín.
7. Ahora vierte la mezcla de huevo.
8. Solo una cosa falta por hacer ahora. Cubre y

cocina apropiadamente en fuego lento por cerca de 5 horas o en fuego alto por alrededor de 3 horas.

9. Finalmente esparce el queso restante y cocina apropiadamente por otros 35 minutos. La receta esta lista. ¡Disfruta!!

Porciones: de 6 a 7
Tiempo de Cocción: 5 horas y por alrededor de 35 minutos
Tiempo de preparación: 20 minutos

Información Nutricional:
Calorías por porción: 140
Carbohidratos: 1.6g
Proteínas: 8.3g
Grasa: 11.8g
Azúcar: 0.5g
Sodio: 200mg
Fibra: 0.35g

Bol De Desayuno Clásico De Jamón, Queso Y Brócoli

Ingredientes:

- 2 tazas de queso cheddar (desmenuzados)
- Alrededor de 1.5 de cucharaditas de semillas de mostaza, molidas.
- 1 media cabeza de brócoli, cortada en trozos pequeños.
- 2 - 3 cabezas de ajo (picadas)
- Sal y pimienta al gusto
- 2 tazas de jamón (en cubos)
- Una pizca de pimentón (paprika)
- 3 - 4 tazas de caldo de vegetales
- Alrededor de 2.5 cucharadas de aceite de oliva

Instrucciones:

1. Antes que nada, por favor asegúrate de tener todos los ingredientes disponibles. Ahora agrega todos los ingredientes a la olla de cocción lenta en el orden de la lista.
2. Finalmente cubre, cocina apropiadamente en fuego lento por alrededor de 8 horas. La receta esta lista. ¡Disfruta!!

Datos Nutricionales:

Carbohidratos netos: 5.2g

Proteínas: 22g
Grasa: 22g
Calorías: 295

Deliciosa Cazuela Con Queso De Tomates Uva

Ingredientes:

- ¼ taza de queso Colby o queso gouda
- Alrededor de ¾ taza de tomates uvas o tomates cereza cortados por mitad
- 1/2 - 3/4 cucharadita de sal
- Alrededor de ½ taza de queso parmesano desmenuzado
- 1 taza de leche
- Alrededor de 1 cucharadita de pimientanegra
- 5 - 6 huevos grandes

Instrucciones:

1. Antes que nada, por favor asegúrate que tienes todos los ingredientes disponibles. Ahora por favor engrasa los lados y el fondo de la olla de cocción lenta con spray para cocinar
2. Ahora en un recipiente grande, bate bien los huevos
3. Condimenta con sal y pimienta
4. Luego vierte la leche y el queso Colby y bate bien
5. Este paso es importante. Vierte la mezcla de huevos en una olla de cocción lenta
6. Coloca uniformemente espaciado y coloca los tomates uva
7. Solo una cosa falta por hacer ahora. Ahora

esparce el queso parmesano encima

8. Finalmente cubre y cocina apropiadamente por alrededor de 3 a 4 horas en fuego alto, o hasta que esté listo y los lados estén ligeramente dorados. La receta esta lista. ¡Disfruta!!

Porciones: 4
Tiempo de cocción: 5 horas
Tiempo de preparación: 15 minutos

Información nutricional:
Calorías por porción: 200
Carbohidratos: 11.5g
Proteínas: 10.5g
Grasa: 14.5g
Azúcar: 9g
Sodio: 500mg
Fibra: 0.5g

Único Y Delicioso Quiche En Olla De Cocción

Lenta

Ingredientes:
- 9 - 10 tiras de tocino, crujiente y triturado
- Alrededor de 1.5 taza queso cheddar (rallado)
- Alrededor de 1.5 cucharada de mantequilla
- Una pizca de pimienta negra recién molida
- ½ taza de espinaca fresca (cortada)
- 9 - 10 huevos (batidos)
- 1 taza de crema espesa

Instrucciones:
1. Antes que nada, por favor asegúrate que tienes todos los ingredientes disponibles. Engrasa con mantequilla la olla de cocción lenta.
2. Ahora en un tazón grande, mezcla todos los ingredientes, excepto el tocino triturado.
3. Solo una cosa falta por hacer ahora. Luego transfiere la mezcla a la olla de cocción lenta, esparza el tocino encima.
4. Finalmente cubre, cocina apropiadamente en fuego lento por alrededor de 4 horas. (en los últimos 20 minutos vigílalo cuidadosamente, no lo sobre cocines) La receta esta lista. ¡Disfruta!!

Valores Nutricionales por Porción:
Carbohidratos Netos 5.5g
Proteínas 12.5g

Grasas 20g
Calorías: 310

Elegante Cazuela De Desayuno Con Queso Y

Camarón

Ingredientes:
- 5 - 6 huevos grandes
- Sal y pimienta al gusto
- Alrededor de 1.5 tazas de queso cheddar (desmenuzado)
- ½ - 1 taza de leche
- 1 libra de camarón crudo, pelado y desvenado
- 3 - 4 onzas de queso crema (cortado)

Instrucciones:
1. Antes que nada, por favor asegúrate que tienes todos los ingredientes disponibles. Engrasa los lados y el fondo de la olla de cocción lenta con aceite en spray para cocinar.
2. Ahora en un recipiente grande, bate bien los huevos.
3. Sazona con pimienta y sal.
4. Luego vierte la leche y ½ de queso cheddar.
5. Este paso es importante. Añada el queso crema y el camarón.
6. Colócalo en la olla de cocción lenta.
7. Solo una cosa falta por hacer ahora. Ahora cubre y cocina en la olla de cocción lenta por alrededor de 3 horas en fuego alto.

8. Finalmente destapa y esparce queso encima y cocina apropiadamente por alrededor de 50 minutos o hasta que el centro / medio de la cazuela este cocida. La receta esta lista. ¡Disfruta!!

Porciones: 4
Tiempo de cocción: 3 horas
Tiempo de preparación: 20 minutos

Información Nutricional:
Calorías por porción: 330;
Carbohidratos: 8.5g;
Proteínas: 19.5g;
Grasas: 24g;
Azúcar: 5.5g;
Sodio: 500mg;
Fibra: 5.2g

Excelente Pollo Cremoso Agridulce

Ingredientes:

- Tomates picados y chiles verdes – 1 (14 oz.) lata
- Crema agria – alrededor de 1.5 taza
- Pechugas de pollo – 2 lbs.
- Caldo de pollo – ½ taza
- Sazonador para tacos caseros – un lote de alrededor de 1.5

Instrucciones:
1. Antes que nada, por favor asegúrate que tienes todos los ingredientes disponibles. Ahora combina todos los ingredientes en la olla de cocción lenta.
2. Finalmente cocina apropiadamente por alrededor de 6 horas en fuego lento. La receta esta lista. ¡Disfruta!!

Información Nutricional por Porción:
260calorías
12 g Grasas totales
2.5 g Fibra
30 g Proteínas

Deliciosa Frittata De Jamón Con Espinacas

Ingredientes:

- 2 puñados de espinaca fresca
- 9 - 10 huevos, de gran tamaño
- Sal y pimienta
- 1/2 pimiento verde (cortado en cubitos)
- 1 taza de jamón (en cubos)

Equipo:

- 1 forro para la olla de cocción lenta

Preparación:

1. En primer lugar, asegúrate de tener todos los ingredientes disponibles. Cubre la olla de cocción lenta de forma ovalada de 6 cuartos con el forro y engrasacon aceite en aerosol antiadherente.

2. Ahora pon el jamón, las espinacas y los pimientos en la olla de cocción lenta.

3. Este paso es importante. Rompelos huevos en un bol.

4. Agrega la pimienta, la sal y batir hasta que estén completamente mezclados.

5. Luego vierte los huevos batidos en la olla de cocción lenta.

6. Una cosa queda por hacer ahora... Cierra la tapa de la olla y cocina bien durante 1 ½ horas a fuego alto o hasta que el centro de la Frittata ya no se sacuda cuando agite la olla de cocción lenta.

7. Ahora levanta la olla de cocción y desliza hacia afuera el forro con una espátula.

8. Finalmente, cortala Frittata en cuadrados y sirve.

¡¡¡Oh,sí!!!

Información nutricional:

Calorías: 100

Grasa total: 6g

Carbohidratos totales: 1.5g

Fibra dietética: 2.5g

Maravilloso Salmón Escalfado En Cocción

Lenta

Ingredientes:

- 1 hoja de laurel

- 1 - 2 libras de piel en salmón (4 filetes)

- 2 tazas de agua

- 4 - 5 ramitas de eneldo o estragón

- Aproximadamente 1,5 chalotas, en rodajas finas.

- 1 limón, en rodajas finas

- Aproximadamente 1,5 cucharadita de sal

- 1 cucharadita de pimienta negra

Preparación:

1. Antes que nada, asegúrate de tener todos los ingredientes disponibles. En la olla de cocción lenta, mezcla sal, pimienta, chalotas (las chalotas se pueden sustituir utilizando la parte más blanca de un puerro y un ajo. La

combinación de ambos ingredientes da como resultado un sabor muy similar), hierbas, laurel, limón y lima.

2. Ahora cubre y cocina adecuadamente durante una hora a fuego alto.

3. Sazona la parte superior del salmón con pimienta y sal.

4. Una cosa queda por hacer ahora... Coloca el salmón en la olla de cocción lenta con la piel hacia abajo.

5. Finalmente cubre y cocina adecuadamente durante aproximadamente 2 horas a temperatura alta o hasta que el pescado esté escamoso. La receta está lista. ¡¡¡ A disfrutar!!!

Rinde: de 4 a 5 porciones

Información nutricional:

Calorías por porción: 360

Hidratos de carbono: 2g

Proteína: 55g

Grasa: 13g

Azúcar: 0.9g

Sodio: 140 mg

Fibra: 0.35g

Asombroso Desayuno De Salchicha En Salsa

Picante

Ingredientes:

- Chile en polvo: aproximadamente 1,5 cucharadita
- Sal - 1/4 cucharadita
- Salsa - 1 taza
- Queso Pepper Jack (Puede sustituirse con Monterrey Jack)- 1 taza
- Huevos - 9
- Polvo de ajo: aproximadamente 1 cucharadita
- Cilantro - 1/2 cucharadita
- Pimienta - 1/4 – 1/2 cucharadita
- Comino - 1 cucharadita
- Rollo de salchicha de cerdo (cocido, en rodajas): 1 (11 oz)
- Leche (1%) - 1 taza

Preparación:

1. En primer lugar, asegúrate de tener todos los ingredientes disponibles. A continuación, cocina la salchicha de cerdo a fuego medio en una sartén hasta que se dore, luego agrega la salsa y los condimentos.

2. Ahora deja de lado hasta que se enfríe un poco.

3. Este paso es importante. Bate la leche y loshuevos en un bol y luego agrega el cerdo.

4. A continuación, agrega el queso y revuelve hasta que esté bien combinado.

5. Una cosa queda por hacer ahora... Engrasa la olla de cocción lenta y agrega la mezcla, cubre y cocina adecuadamente a baja temperatura durante aproximadamente 4 a 5 horas o a fuego alto durante 2 ½ horas.

6. Finalmente adornar según lo deseado y disfrutar de la comida. La receta está lista. ¡¡¡A disfrutar!!!

Información nutricional:

Calorías: 320

Grasa total: 24g

Carbohidratos: 5g

Fibra: 0.45g

Proteína: 17.5g

Gran Desayuno De Quiché De Coliflor

Ingredientes:

- Aproximadamente 1,5 cabezas de Coliflor (Triturada)
- Pimienta y sal al gusto
- 1 - 2 tazas de queso
- 2 paquetes (5 onzas) de salchichas para desayuno pre cocidas, en rodajas
- 10 huevos
- 1/2 taza de leche

Preparación:

1. Antes que nada, asegúrate de tener todos los ingredientes disponibles. A continuación, engrasa los lados y la parte inferior de la olla de cocción lenta con aceite en aerosol.
2. Ahora en un tazón grande, bate ligeramente los huevos, la pimienta y la sal.
3. Vierte la leche y bate bien.
4. Este paso es importante... Para ensamblar,

coloca 1/2 de coliflor rallada en el fondo de la olla en una capa pareja, seguida de 1/3 de las salchichas en rodajas, y luego 1/3 del queso.

5. Luego sazona con pimienta y sal.

6. Repite este proceso de capeo y condimentación 2 veces más.

7. Una cosa queda por hacer ahora... Vierte la mezcla de huevo.

8. Finalmente cubre y cocina adecuadamente a baja temperatura durante 5 horasaproximadamente o hasta que se solidifique y los lados estén ligeramente dorados. La receta está lista. ¡¡¡A disfrutar!!!

Rinde: 8 porciones

Tiempo de cocción: 5 horas

Tiempo de preparación: 25 minutos

Información nutricional:

Calorías por porción: 480

Carbohidratos: 4.5g

Proteína: 28g

Grasa: 38g

Azúcar: 2.8 g

Sodio: 650 mg

Fibra: 0.75g

Nostálgica Pizza De Espinacas Y Salchichas

Ingredientes:

- 3 tazas de espinacas frescas
- 1/2 taza de pepperoni en rodajas
- 1/4 taza de tomates secados al sol (picados)
- 2 - 3 tazas de mozzarella rallada
- 1 taza de carne magra molida
- 2 tazas de salchicha de cerdo picante
- 2 dientes de ajo (picados)
- Sal y pimienta para probar
- Aproximadamente 1.5 cucharadas de aceite de oliva
- 1 ¾ - 2 tazas de salsa de pizza sin azúcar lista para usar
- Aproximadamente 1/2 taza de aceitunas negras sin hueso (en rodajas)
- 1/2 taza de cebollas de primavera (picadas)
- 1 cucharada de cebollas secas y fritas

Preparación:

1. Antes que nada, asegúrate de tener todos los ingredientes disponibles. En una sartén, calienta el aceite de oliva.

2. Dora la carne magra, luego la carne de cerdo.

3. Ahora drena el aceite de ambas carnes, mezcla.

4. Este paso es importante... Vierte la carne en la olla de cocción.

5. Luego, distribuye uniformemente y presiona hacia abajo.

6. Una cosa queda por hacer ahora... Alterna en capas: salsa de pizza, aderezos y queso.

7. Finalmente cubre y cocina adecuadamente a baja temperatura durante 4 a 5 horas aproximadamente. La receta está lista. ¡¡¡A disfrutar!!!

Valores nutricionales por porción:

Carbohidratos Netos: 2.8g

Proteína: 32g

Grasa: 20g

Calorías: 350

Perfecto Desayuno Fácil De Cazuela De Huevo

Y Camarón

Ingredientes:

- Pimienta y sal al gusto
- Camarones crudos de 1 libra, pelados y desvenados
- 5 - 6 huevos
- Aproximadamente 2,5 tallos de cebollas verdes (picadas)

Preparación:

1. En primer lugar, asegúrate de tener todos los ingredientes disponibles. A continuación, engrasa los lados y la parte inferior de la olla de cocción lenta con aceite en aerosol.
2. Ahora configura a alta temperatura
3. Coloca 1/2 de camarón en el fondo de la olla y distribuye uniformemente.
4. Luego, en un tazón bate los huevos.

5. Sazonar con pimienta y sal.

6. Este paso es importante... Vierte la mezcla de huevo en la olla.

7. Esparce gentilmente la mitad restante de los camarones sobre los huevos.

8. Ahora cubre y cocina adecuadamente durante 2 horas aproximadamente.

9. Una cosa queda por hacer ahora... Espolvorea las cebollas verdes por encima.

10. Finalmente continúa cocinando hasta que se el centro se asiente, alrededor de 30 a 50 minutos más. La receta está lista. ¡¡¡A disfrutar!!!

Rinde: de 4 a 5 porciones

Tiempo de cocción: 3 a 4 horas

Tiempo de preparación: 10 minutos

Información nutricional:

Calorías por porción: 300

Hidratos de carbono: 2.5g

Proteína: 36.5g

Grasa: 16g

Azúcar: 1.5g

Sodio: 100 mg

Fibra: 0.5g

Desayuno Soberbio De Coco Y Espinacas A La

Cazuela

Ingredientes:
- Alrededor de 6.5 onzas decorazones de alcachofa (troceados)
- 1/2 - 3/4 de taza de harina de coco
- 1 taza de queso parmesano (gratinado)
- 7 - 8 huevos
- 3 tazas de dientes de ajo (picados)
- Alrededor de 1.5 cucharaditade sal
- 1/2 cucharaditade pimienta
- 1 cucharada de polvo para hornear
- 1/2 - 3/4 de taza de leche de almendras (sin endulzar)
- 4 - 5 onzas de espinacafresca (troceada)

Instrucciones:
1. Antes que nada, asegúrate por favor de tener todos los ingredientes a mano.Ahora mezcla todos los ingredientes en un tazón y vierte la mezcla en una olla de cocción engrasada.
2. Finalmentecocina apropiadamentede 4 a 5 horasen ajuste bajo.La emblemática receta está lista. ¡¡Disfruta!!

Valores Nutricionales por Porción:
Calorías: 140

Grasa total: 7.4 g
Carbohidratos netos: 3.5 g
Fibra: 3.8 g
Proteína: 9.8 g

Falda De Resenergetica En Olla De Cocción

Ingredientes:
- 2 tazas de agua
- 1 repollo, cortado en cuñas
- 1 - 2 libras de falda de resen conservacon paquete de condimentos
- Alrededor de 2.5 cebollas (troceadas)

Instrucciones:
1. Antes que nada, asegúrate por favor de tener todos los ingredientes a mano.En agua corriente fría, enjuaga la conserva de carne y sécala con toallas de papel.
2. Ahora coloca la conserva de resen la olla de coccióny espolvorea el paquete de condimentos.
3. Este paso es importante.Después agrega las cebollas, el repollo y el agua.
4. Solo queda una cosa por hacer ahora.Cubreycocina apropiadamenteen ajuste bajo de 7 a 8 horas.
5. Finalmentesirve y disfruta.

Porciones: 6
Tiempo de cocinado: 7 a 8 horas
Tiempo de preparación: 10 minutos

Valores Nutricionales por Porción:
Calorías: 310
Carbohidratos: 3.6g
Proteína: 22g
Grasa: 22g
Azúcar: 1.5g
Sodio: 180mg
Fibra: 0.5g

Tocino, Ajo,Calabacita Y Espinaca De La Suerte

Ingredientes:
* 5 - 6 dientes de ajo, cortado finamente
* 2 tazas de espinacababy
* 7 - 8 rebanadas de tocino
* Alrededor de 1.5 cebolla roja (en cuadritos)
* 1 taza de caldo de pollo
* Sal y pimientaal gusto
* Alrededor de 1.5 cucharadas de aceite de oliva
* 3 - 4 calabacitas medianas (en cubitos)

Instrucciones:
1. Antes que nada, asegúrate por favor de tener todos los ingredientes a mano.En una sartén, calienta el aceite de oliva, dora el tocino por 6 minutos.
2. Ahora córtalo en pedazos en la sartén.
3. Solo queda una cosa por hacer ahora. Coloca el resto de los ingredientes en la olla de cocción, esparce el tocino y la grasa de la sartén sobre los ingredientes.
4. Finalmentecubre, cocina apropiadamenteen ajuste bajo de 6 horas.La emblemática receta está lista. ¡¡Disfruta!!

Valores Nutricionales por Porción:
Carbohidratos Netos: 4.5g
Proteína: 10g

Grasa: 12g
Calorías: 200

Tortilla Super Cremosa De Huevo Con Queso Y

Setas

Ingredientes:

- 7 - 8 onzas de setas frescas, limpias y en rodajas
- Pimienta y sal al gusto
- 7 - 8 onzas de queso crema, cortados en cubos pequeños
- 1/2 taza de mezcla mexicana de quesos (rallada)
- 12 huevosmedianos
- Alrededor de 1 taza de leche

Instrucciones:

1. Antes que nada, asegúrate por favor de tener todos los ingredientes a mano.Engrasa los costados y el fondo de la olla de coccióncon aceite de cocina en aerosol.
2. Ahora pon una sartén antiadherente a fuego medio altoy cocina apropiadamentelas setas de 15 minutos, hasta que se suavicen.
3. Mientras tanto, bate bien los huevos.
4. Después sazonar con sal y pimienta.
5. Este paso es importante.Vierte la leche y mezcla bien.

6. Con una cuchara ranurada, transfiere las setas blandas a la olla de cocción y extiéndelas uniformemente en la parte inferior.
7. Ahora cubre con el queso crema.
8. Vierte la mezcla de huevo.
9. Solo queda una cosa por hacer ahora.Cubre con más queso.
10. Finalmentetapa la ollay cocina apropiadamentede 3 horascon ajuste alto. La emblemática receta está lista. ¡¡Disfruta!!

Porciones: 8
Tiempo de cocinado:alrededor de 1 a 2 horas en nivel bajo o 40 minutos en nivel alto
Tiempo de preparación: 20 minutos

Valores Nutricionales por Porción:
Calorías: 280
Carbohidratos: 24g
Proteína: 14.5g
Grasa: 16g
Azúcar: 3g
Sodio: 250mg
Fibra: 3.5g

Delicioso Omelet De Queso Español

Ingredientes:

- Alrededor de 2.5 cucharadas de aceite de oliva
- 1/2 taza de queso Cheddar (bajo en grasa, rallado)
- 10 - 11 huevos (batidos ligeramente)
- 1/2 - 3/4 de cucharadita de sal
- Alrededor de 1/2 cucharadita Pimienta negra
- 1/2 taza de tomate (en trozos)
- 1 librade papas Russet (peladas, en trozos)
- 1/2 taza de cebolla (en trozos)

Instrucciones:

1. Antes que nada, asegúrate por favor de tener todos los ingredientes a mano.Engrasa la olla de coccióncon una cubierta desechable.
2. Ahora dora ligeramente las papas en una sartén por 8 minutos.
3. Revuelve con lascebollas ycocina apropiadamentepor otros 2 a 4 minutos.
4. Después transfiere la mezcla de papas y cebolla a la olla de cocción, extendiéndolas uniformemente y sazonando con sal y pimienta.
5. Este paso es importante. Bate los huevosyviértelos sobre la mezcla de cebolla y papas, removiendo suavemente para extender.
6. Ahora cubre y cocina por 2 horas en ajuste

bajo.

7. Transfiere la tortilla a un plato y espolvorea el queso encima.

8. Solo queda una cosa por hacer. Mantenla cubierta de 5 a10 minutoshasta que el queso se derrita.

9. Finalmente sirve con el tomate por encima. La emblemática receta está lista. ¡¡Disfruta!!

Valores Nutricionales por Porción:
Calorías: 200
Grasa Total: 13 g
Carbohidratos: 12 g
Fibra: 4.5 g
Proteína: 13.5 g

Maravilloso Pollo Al Ajo Con Limón

Ingredientes:

- 1 - 2 cabezas de ajo
- Alrededor de 1.5 de pollo entero (unas 4 libras)
- Sal y pimientaal gusto
- 2 limones
- Alrededor de 2.5 ramitas de romero fresco

Instrucciones:

1. Antes que nada, asegúrate por favor de tener todos los ingredientes a mano.Engrasa los costados y el fondo de la olla de coccióncon aceite en aerosol.
2. Rebana cada Cabeza de ajo por mitad y coloca 3 rebanadas al fondo de la olla.
3. Corta un limón en 4 rebanadas iguales yponlas al fondo, junto al ajo.
4. Pon la olla en modo alto.
5. Este paso es importante. Corta un limón a la mitad.
6. Exprime la mitad de un limón sobre el pollo.
7. Sazonael pollo generosamente con salypimienta, por dentro y fuera.
8. Adentro del pollo coloca una mitad del ajo y una varita de romero.
9. Coloca el pollo encima del ajo y el limón en la

olla de cocción.

10.   Cubre el pollo con el romero y ajo restante.

11.   Solo queda una cosa por hacer.Rebana el otro limón en cortes delgados y ponlos encima del pollo.

12.   Cubreycocina apropiadamentede 4 horas ohasta que el pollo haya alcanzado una temperatura interna de70a76 grados centígrados. La emblemática receta está lista. ¡¡Disfruta!!

Porciones: 4 a 5
Tiempo de cocinado: 4 a 5 horas
Tiempo de preparación: 10 a 15 minutos

Valores Nutricionales por Porción:
Calorías: 290
Carbohidratos: 6g
Proteína: 48g
Grasa: 7.5g
Azúcar: 1g
Sodio: 180mg
Fibra: 2.4g

Sorprendentesalmón Tandoori Con Ensalada

De Pepino

Ingredientes:
- Alrededor de 1.5 cucharadita de sal
- 3 - 4 filetes de salmón salvaje (4 onzas, cada uno)
- 1 cucharadita de pimienta negra
- Alrededor de 2.5 cucharadita de especia Tandoori
- 3 - 4 cucharadas demantequilla Ghee

<u>Ensalada de Pepino</u>
- 2 cucharadas deaceite de oliva extra virgen
- 1/2 taza de perejil
- 1 pepinoinglés
- 1 taza de arúgula
- Alrededor de 1/2 taza de jugo de limón

Instrucciones:
1. Antes que nada, asegúrate por favor de tener todos los ingredientes a mano.Calienta la mantequilla Ghee en la sartén en medio alto junto con la especia Tandoori durante un minuto.
2. Ahora coloca los filetes de salmónen la olla de cocción, con el lado de la piel hacia abajo, espolvorea sal, pimienta negra, yvierte la mantequillaTandoori sobre el salmón.

3. Después cocina en alto de 4 horas.
4. Solo queda una cosa por hacer ahora.Mientras se cocina el salmón, cortapepino, ymezcla con arúgula, perejil, jugo de limónyaceite de oliva extra virgen.
5. Finalmente sirve el salmón con ensalada fresca de pepino. La emblemática receta está lista. ¡¡Disfruta!!

Porciones: 7
Tiempo de preparación: 15 minutos
Tiempo de cocinado: 4 horas

Valores Nutricionales por Porción:
Calorías: 410
Carbohidratos: 2.2 g
Grasa: 35 g
Proteína: 25 g
Sodio: 640 mg
Azúcar: 0 g